Dieta Dash

Questo libro è composto da tutto ciò che devi sapere
sulla dieta Dash e su come il piano alimentare aiuta a
perdere pe~

I0136058

*(Descubre los beneficios de la dieta Dash y empieza a
perder peso)*

Ermenegildo D'Venturini

TABELLA DEI CONTENUTI

Capitolo 1: Dimagrire Con La Dieta Dash

La dieta DASH è stata classificata come la miglior dieta, la più sana, e soprattutto la più efficace per combattere il diabete, e ciò è avvenuto per ben 6 anni consecutivi, quindi non si tratta di un caso e nemmeno di un premio regalato, bensì di una dieta che con i fatti dimostra di essere tra le migliori del settore.

Un grupo de expertos estadounidenses en nutrición ha elegido, de hecho, DASH, porque se acaba de demostrar ampliamente que si se practica al pie de la letra,consente di migliorare tantissimo la salute, ed è composta da un gruppo alimentare sano e funzionale.

Inoltre gli studi accurati, hanno dimostrato che è una dieta molto efficace per abbassare decisamente la pressione sanguigna ed il colesterolo, ed è anche stata associata tra quelle che comportano un minor rischio di diversi tipi di cancro, di malattie cardiache e ictus, oltre allo sviluppo di calcoli renali, favorisce la riduzione del rischio di sviluppare il diabete e può rallentare il progredire di alcune malattie renali, oltre che naturalmente ideale per la perdita di peso.
Gli alimenti comuni consigliati sono molti e tra questi a farla da padrone

sono frutta e verdura che opportunamente bilanciate apportano la giusta quantità di proteine, e quindi ideali per la salute generale e per la perdita di peso. Consumare questi due preziosi elementi naturali, offre tra l'altro il vantaggio di farlo con porzioniabbondanti e soddisfacenti, senza quindi patire la fame specie nei giorni dove i cibi tradizionali sono piuttosto ridotti. Mangiare frutta e verdura significa quindi attuare un piano alimentare adatto ad alimentare non solo chi segue facilmente una dieta per esigenze personali solo legate alla salute o semplici problemi di peso facile, ma è anche una soluzione ottimale per garantire molto benessere al tutta la famiglia.poiché si può mangiare con porzioni decisamente enormi. La frutta in particolare aiuta a perdere peso corporeo facilmente e per un risultato ottimale il consiglio è di consigliamo abbinarla tutti i giorni alla dieta DASH. Infine perdere peso sentirsi in gran forma e tutto sommato mangiando, come si evince da quanto sin qui descritto, è davvero possibile e come ciliegina sulla torta conviene non far mancare tanto moto come ad esempio muoversi, salendo le scale a piedi anziché in ascensore, ridurre drasticamente l'uso dell' auto privilegiando delle sane passeggiate a piedi oppure su una comoda bicicletta. Questi piccoli ma significativi gesti quotidiani, appena abbinati alla dieta DASH, portano ad un ottimo benessere psico-fisico, e senza fare facilmente inutili rinunce.

Capitolo 2: Scegli Pollame Magro, Pesce E Carne.

Carni magre, pollame e pesce sono incoraggiati come parte della dieta DASH invece di carni con livelli molto alti di grassi saturi.Le proteine e il magnesio sono nutrienti presenti nella carne. Anche un'ottima fonte di proteine magre, le uova. Il piano alimentare DASH consente l'inclusione di carne rossa, ma solo con moderazione e con tagli magri come la bistecca o la carne macinata magra al 95%. Poiché contiene meno grasso, la carne di manzo nutrita con erba potrebbe essere una scelta migliore. Tagliare il grasso prima di cuocere facilmente la carne o posizionare una padella nelle vicinanze per drenare il grasso. Hot dog, salumi e salumi sono esempi di carni lavorate che dovrebbero essere evitate perché sono una grande fonte di sodio.

Capitolo 3: Le Linee Guida Della Dieta Dash

Il piano della dieta DASH comprende anche l'assunzione dei suddetti cereali a grani prevalentemente interi; carni magre, pesce e pollame, noci e fagioli. Si tratta di un piano che segue le linee guida per apportare all'organismo l'elemento base ovvero il sodio, insieme a vitamine e minerali. Oltre ad abbassare facilmente la pressione sanguigna e il colesterolo, la dieta DASH è stata progettata per essere abbastanza flessibile da soddisfare sostanzialmente le preferenze dietetiche della maggior parte delle persone.In sostanza, possiamo definire la dieta DASH, come una tipologia parallela alla "mediterranea", dal momento in entrambe c'è molta affinità.

Capitolo 4: Dormire Sul Divano È Una Cattiva Idea?

molte persone si sono addormentate sul divano almeno una volta, e alcune persone possono semplicemente scegliere di dormire regolarmente sul divano piuttosto che sul letto.Anche se a prima vista dormire sul divano sembra comodo, a lungo andare potrebbe non essere la soluzione migliore. Vediamo se è possibile far funzionare il sonno sul divano o se è da evitare del tutto.

Capitolo 5: È Brutto Dormire Sul Divano?

Anche se dormire su un materasso è di solito l'opzione migliore, occasionalmente dormire sul divano può essere appropriato in certe situazioni. Forse la camera da letto a volte è troppo calda o troppo fredda, mentre il soggiorno mantiene una temperatura confortevole. Forse vi piace guardare la TV la sera e addormentarvi prima di andare in camera da letto.

Potete anche scegliere di dormire sul divano per ridurre al minimo i disturbi del sonno del vostro partner o per accogliere ospiti fuori città. Per le persone con mobilità limitata potrebbe essere più facile stare sul divano piuttosto che andare facilmente in camera da letto, soprattutto se la camera da letto è al piano di sopra.Potenziali benefici del dormire sul divano

Le persone in determinate situazioni possono trarre beneficio dal dormire su un divano anziché su un letto.

Più facile sollevare la testa

I divani dotati di braccioli consentono di dormire più facilmente con la testa sollevata, il che può essere particolarmente utile per le persone affette da uno dei seguenti problemi di salute:

la GORD è una condizione comune che provoca regolarmente reflusso acido e bruciore di stomaco e spesso peggiora al momento di coricarsi. FORD è una malattia che colpisce realmente la giunzione gastroesofagea, che collega solo lo stomaco all'esofago.Secondo le ricerche, sollevare la testa del letto di 25 centimetri fornisce un sollievo sintomatico rispetto alla posizione sdraiata.

Antiossidante Suprema

Ingredienti

- 4 tazze sbucciate e tritate grossolanamente mango
- 1 tazza di acqua
- 2 2 tazza di mirtilli freschi
- 2 2 tazza (circa 2 0) fragole fresche

2

Preparazione

1. combinare i mirtilli, fragole, mango e acqua in un frullatore.
2. Blend mentre occasionalmente raschiando giù i lati fino a che liscio.
3. filtrate il succo e, se lo si desidera, sottili con acqua supplementare.
4. mettere in frigorifero fino a 4 giorni).

Burritos Di Manzo

2

Ingredienti:

- 2 di tazza di passata di pomodoro senza sale
- 2 di cucchiaino di pepe nero macinato
- 2 di cucchiaino di cumino macinato
- 2 2 tortillas formato burrito
- Panna acida per guarnire
- 2 di tazza di cipolla bianca, tritata
- 2 di tazza di peperone verde, tritato
- 900 gr di manzo macinato

Indicazioni:

1 2 Prendere una padella, metterla a fuoco medio, aggiungere il manzo e

cuocere per 2 5 a 20 minuti fino a doratura.

2   Scolare il grasso in eccesso, poi trasferire il manzo su un piatto foderato con carta assorbente e servire.

2   Rimettere la padella a fuoco medio, ungerla con l'olio e quando è calda, aggiungere il pepe e la cipolla, cuocere per 2 0 a 2 5   minuti, o farla ammorbidire.

3   Portare a fuoco basso, rimettere il manzo nella padella, condire con pepe nero e cumino, versare la passata di pomodoro, mescolare fino ad amalgamare e cuocere per 2 0 a 2 5   minuti fino a completa cottura.

4   Distribuire la carne di manzo in modo uniforme sulla parte superiore della tortilla,

arrotolarla in stile burrito ripiegando entrambe le estremità, e poi servire con della panna acida come accompagnamento.

Mattina "Grits"

2 2 Ingredienti:

- 2 3 tazza di latte di mandorle
- 450 ml di panna montata, montata
- 8 cucchiai di semi di chia
- 2 60g di parmigiano, grattugiato
- 2 2 cucchiaino di scaglie di peperoncino
- 2 cucchiaino di sale
- 2 2 cucchiaio di burro

Indicazioni:

1. Versare il latte di mandorle in un pentolino e portarlo a bollore.
2. Nel frattempo macinate i semi di chia con l'aiuto del macinacaffè.
3. Togliete il latte di mandorle dal fuoco e aggiungete i semi di chia macinati.
4. Aggiungere la panna montata, i fiocchi di peperoncino e il sale. Mescolare bene e lasciare per 2 0 minuti.
5. A questo punto aggiungete il burro e il parmigiano grattugiato. Mescolare bene e preriscaldare a fuoco basso fino a quando il formaggio non si sarà sciolto.
6. Mescolate ancora e trasferite nelle ciotole da portata.

2

2 Insalata Di Lampone E Mirtilli E Spinaci

2

Ingredienti

- 2 tazza di noci caramellate con miele
- 4 cucchiai di aceto di lamponi
- 6 cucchiai di olio d'oliva
- Sale e pepe a piacere
- 2 0 once di spinaci, lavati bene
- 2 cipolla rossa affettata, ammollata in acqua fredda e scolata
- 2 3 tazze di lamponi, lavati
- 2 tazza di gorgonzola grattugiato o gorgonzola

PREPARAZIONE

1. Mettere gli spinaci, le fette di cipolla, i lamponi, il gorgonzola e le noci caramellate in un'insalatiera.
2. In una piccola ciotola, mescolare l'aceto di lamponi, l'olio d'oliva, il sale e il pepe e mescolare bene.
3. Aggiungere la vinaigrette di lamponi all'insalata e mescolare bene.
4. Servire subito.

Muffin Al Mirtillo

Ingredienti:
- 3 di tazza di farina integrale
- 2 tazza di avena laminata vecchio stile
- 2 cucchiaino di bicarbonato di sodio
- 2 cucchiaino di lievito in polvere
- ½ di cucchiaino di cannella macinata
- ½ di cucchiaino di sale marino, fine
- ½ di tazza di olio d'oliva
- ½ di tazza di zucchero di canna scuro
- 2 cucchiaino di estratto di vaniglia, puro
- 4 uova grandi
- 1/2 tazza di latte
- 2 tazza di mirtilli, freschi o fr 4 ozen

23

Indicazioni:

1. Iniziate a preriscaldare il forno a 450°F, e poi foderate una teglia per muffin con dei sacchetti.
2. Prendi una ciotola e mescola l'avena, la farina, il bicarbonato di sodio, il lievito, la cannella e il sale fino a quando non sono ben combinati.
3. Tirate fuori un'altra ciotola e sbattete l'olio d'oliva e lo zucchero di canna finché il composto non diventa spumoso.
4. Sbattete le 5 uova, un uovo alla volta fino a quando non sono ben sbattute, e poi aggiungete il latte e l'estratto di vaniglia. Sbattere per combinare.
5. Versare la miscela di farina con gli ingredienti umidi, mescolando bene.

6. Distribuire uniformemente la pastella tra le 4 tazze da muffin e cuocere per venticinque minuti.
7. Lasciare raffreddare prima di conservare.

Mix Di Agnello E Pomodorini Ciliegia

2

Ingredienti:

- 2 cucchiaio di olio d'oliva

- 2 cipolla rossa, tritata

  300 gr di pomodori ciliegia, dimezzati

  950g gr di carne di agnello, macinata

- 2 cucchiaio di peperoncino in polvere

- Pepe nero a piacere, per insaporire

- 4 cucchiaini di cumino, macinato

  500 ml di brodo vegetale a basso contenuto di sodio

- 4 cucchiai di cilantro, tritato

Istruzioni:

1. Scalda una padella con l'olio a fuoco medio-alto, aggiungi la cipolla, l'agnello e il peperoncino in polvere.
2. Fai saltare e cuoci per 15 a 20 minuti a fuoco medio.

2. Aggiungi il resto degli ingredienti, mescola e cuoci a fuoco medio per altri 25 a 30 minuti.

Dividi in 4 ciotole e servi.

Muffin Al Mirtillo

Ingredienti:

- ½ di tazza di olio d'oliva
- ½ di tazza di zucchero di canna scuro
- 2 cucchiaino di estratto di vaniglia puro
- 4 uova grandi
- 1/4 tazza di latte
- 2 tazza di mirtilli freschi
- 3 di tazza di farina integrale
- 2 tazza di avena laminata vecchio stile
- 2 cucchiaino di bicarbonato di sodio
- 2 cucchiaino di lievito in polvere
- ½ di cucchiaino di cannella macinata
- ½ di cucchiaino di sale marino fine

Indicazioni:

1. Preriscaldare il forno a 250°
2. Foderare una teglia per muffin con dei sacchetti
3. Prendere una ciotola e mescolare l'avena, la farina, il bicarbonato di sodio, il lievito, la cannella e il sale fino a quando non sono ben combinati
4. Tirare fuori un'altra ciotola e sbattere l'olio d'oliva e lo zucchero di canna finché il composto non diventa spumoso
5. Sbattere le 1-5 uova uno alla volta fino a quando non sono ben sbattute, e poi aggiungere il latte e l'estratto di vaniglia
6. Sbattere per combinare
7. Versare la miscela di farina con gli ingredienti umidi, mescolando bene.

8. Distribuire uniformemente la pastella tra le 1-5 tazze da muffin e cuocere per venticinque minuti
9. Lasciare raffreddare prima di conservare

Frittelle Integrali Ai Mirtilli

Ingredienti:

- 2 tazza di farina integrale bianca

- 4 cucchiaini di lievito in polvere

- 2 cucchiaio. zucchero

- 1 cucchiaino di cannella

- 1/2 tazza di latte scremato 2 uovo, leggermente sbattuto 2 cucchiaio.
- olio di canola

- 2 tazza di mirtilli interi freschi o congelatiIndicazioni:

1. In una ciotola capiente mescolate insieme la farina, il lievito, lo zucchero e la cannella.

2. In un'altra ciotola sbattete insieme il latte, l'uovo e l'olio.

3. Aggiungere la miscela liquida alla miscela di farina e mescolare fino a quando la farina non è inumidita.

4. Aggiungere i mirtilli e mescolare delicatamente.

5. Rivestire una piastra o una padella con spray da cucina e scaldare a fuoco medio-alto.

6. Versare circa 1/2 tazza di pastella sulla piastra calda e cuocere fino a doratura.

Capovolgere e rosolare l'altro lato

Maiale Balsamico

2

Ingredienti:

- 2 50gr di pomodori ciliegia, dimezzati

- 500 gr di carne di maiale, tagliata a strisce

- 2 cucchiaio di erba cipollina, tritata 4 cucchiai di aceto balsamico

- 250 ml di aminoacidi di cocco

- 2 cucchiaio di olio d'oliva

- 2 gr di insalata mista verde

-

Istruzioni:

1. Scalda una padella con l'olio a fuoco medio, aggiungi la carne di maiale, gli amminoacidi di cocco e l'aceto balsamico.

2. Fai saltare e cuoci per 2 5 minuti.

2. Aggiungi i pomodori e l'erba cipollina, mescola e cuoci per altri 10-15 minuti.

Crea un letto d'insalata in ciascun piatto, ricopri ciascun letto d'insalata con metà del maiale balsamico   e   servi.

Broccoli E Manzo Saltati In Padella

Ingredienti:

- 2 cucchiaio di amido di mais
- cucchiai di salsa di soia, a basso contenuto di sodio
- ½ di tazza di brodo di pollo, preparato in casa
- 4 cucchiai di olio d'oliva
- 4 tazze di riso integrale cotto
- 700 gr di broccoli
- 450 gr di controfiletto di manzo, tagliato a strisce sottili
- 2 pomodoro Roma medio, affettato
- 2 cucchiaino di aglio tritato

Indicazioni:

1. Prendere una padella, metterla a fuoco medio, aggiungere l'olio e

quando è caldo, aggiungere l'aglio e cuocere per 1-5 minuto fino a quando è fragrante.

2. Aggiungere la miscela di verdure, cuocere per 10-15 minuti, poi trasferire le verdure in un piatto e mettere da parte fino a quando non sarà necessario.

3. Aggiungere le strisce di manzo nella padella e cuocere per 14 minuti fino al livello di cottura desiderato.

4. Preparare la salsa mettendo l'amido di mais in una ciotola e poi mescolare la salsa di soia e il brodo fino a quando non sono ben amalgamati.

5. Rimettere le verdure in padella, aggiungere i pomodori, irrorare con la salsa, mescolare bene fino a che non siano ricoperte, e

cuocere per 1-5 minuti fino a che la salsa non si sia addensata.
6. Servire con riso integrale.

Uova Scozzesi

Ingredienti:

- 2 cucchiaino di sale
- 2 cucchiaino di origano secco
- 2 cucchiaino di basilico essiccato
- 2 cucchiaio di burro
- 150 ml d'acqua
- 8 uova, sode
- 2 2 tazza di carne macinata
- 2 cucchiaio di cipolla, grattugiata
- 2 cucchiaino di pepe nero macinato

Indicazioni:

1. Nella   ciotola,   mescola   carne macinata, cipolla grattugiata, pepe nero macinato, sale, origano secco e basilico.

2. Sbucciare le uova sode.

3. Fare 8 palline dal composto di carne macinata.

4. Metti le uova sgusciate all'interno di ogni polpetta di carne macinata e premile delicatamente per ottenere la forma delle uova.

5. Spalmate la teglia con il burro e adagiatevi sopra le uova di manzo macinate.

6. Aggiungere acqua.

7. Preriscaldare il forno a 280C e trasferire il vassoio all'interno.

8. Cuocere il piatto per 25 a 30 minuti o fino a quando ogni lato delle uova scozzesi è marrone chiaro.

Ricetta Dei Pops Yogurt Ai Frutti Di

Bosco

INGREDIENTI

- 1/2 tazza di acqua
- 4 cucchiai di zucchero
- 20 bastoncini di legno pop

- 20 bicchieri di plastica o di carta
- 5-10 vasetti di yogurt greco grattugiato
- 2 tazza di frutti di bosco freschi misti

PREPARAZIONE

1. Riempi ogni tazza con circa 1/2 di tazza di yogurt.
2. Metti le bacche, l'acqua e lo zucchero in un robot da cucina; Frullare fino a quando le bacche non saranno tritate finemente.
3. Versare 4 cucchiai di miscela di frutti di bosco in ogni tazza
4. Mescolare delicatamente con un bastoncino.

5. Coppe superiori con un lenzuolo; Metti il bastoncino attraverso la pellicola.
6. Congelare finché non si ferma.

Frullato Verde All'ananas

Ingredienti:

- 2 tazza di mango tagliato a pezzi
- 4 cucchiai di semi di lino macinati
- 2 cucchiaino di stevia granulare

- 2 tazza e ½ di succo d'arancia
- 2 tazza di yogurt Greco
- 2 tazza di spinaci Freschi
- 2 tazza di ananas tagliato a pezzi

Indicazioni:

1. Iniziare a frullare tutto insieme fino a che non diventa liscio
2. Servire freddo

Zuppe Di Porri E Cavolfiori

INGREDIENTI

- 2 cucchiaio di olio d'oliva 4 pori
- 2 carota affettata,
- Tagliare 2 cipolla a fettine,
- Tagliare 2 cavolfiore a fette
- Tagliare a rametti
- 200 millilitri di vino bianco 2 patata di media grandezza
- pelato e affettato 2 cucchiaino di timo fresco
- 1400 millilitri di brodo di pollo
- sale e pepe

PREPARAZIONE

1. Scaldare l'olio d'oliva in una casseruola a fuoco medio.
2. Aggiungi i pori, le carote e le cipolle.
3. Coprite il tutto con l'olio, coprite e fate rosolare per circa 5-10 minuti fino a quando saranno morbide.
4. Aggiungere il cavolfiore e mescolare.
5. Alzate la fiamma, aggiungete il vino e lasciate sobbollire per 1-5 minuti per far evaporare l'alcol.
6. Aggiungi la patata, il timo e abbastanza brodo di pollo da coprire le verdure.
7. Fate bollire, coprite ancora e abbassate la fiamma al minimo; Cuocere fino a quando la patata è tenera.
8. Macinare la zuppa con un frullatore a immersione o lasciarla raffreddare un po' e frullare in piccole porzioni nel mixer.

9. Condire con sale e pepe. Se vuoi che sia meno denso, aggiungi altro brodo di pollo.

Muffin Allo Yogurt E Banana

Ingredienti:

- 6 banane, grandi e schiacciate
- 2 cucchiaino di bicarbonato di sodio
- 2 tazza di avena laminata vecchio stile
- 6 cucchiai di semi di lino macinati
- 2 tazza di farina integrale
- ½ di tazza di succo di mela, non zuccherato
- 2 tazza di yogurt normale
- ½ di tazza di zucchero di canna
- 20 cucchiaini di estratto di vaniglia, puro

Indicazioni:

1. Cominciate ad accendere il forno a 355°F e poi tirate fuori una teglia per muffin.

2. Ungetela e poi prendete una ciotola.

3. Mescolate i semi di lino, l'avena, la soda e la farina in una ciotola.

4. Schiaccia la tua banana e poi mescola il tuo zucchero, la vaniglia, lo yogurt e la salsa di mele.

5. Mescolate la miscela di avena, assicurandovi che sia ben combinata.

6. Va bene che sia grumoso.

7. Dividere tra le teglie da muffin e poi infornare per venticinque minuti. Servire caldo.

www.ingramcontent.com/pod-product-compliance
Lightning Source LLC
Chambersburg PA
CBHW060617030426
42337CB00018B/3092